40 Recetas de Jugos Para Solucionar la Pérdida de Cabello:

Haga su Camino Con Jugos Hacia Un Cabello Más Saludable y Fuerte Usando Ingredientes Naturales

Por

Joe Correa CSN

DERECHOS DE AUTOR

Esta publicación está diseñada para proveer información precisa y autoritaria respecto al tema en cuestión. Es vendido con el entendimiento de que ni el autor ni el editor están envueltos en brindar consejo médico. Si éste fuese necesario, consultar con un doctor. Este libro es considerado una guía y no debería ser utilizado en ninguna forma perjudicial para su salud. Consulte con un médico antes de iniciar este plan nutricional para asegurarse que sea correcto para usted.

RECONOCIMIENTOS

Este libro está dedicado a mis amigos y familiares que han tenido una leve o grave enfermedad, para que puedan encontrar una solución y hacer los cambios necesarios en su vida.

40 Recetas de Jugos Para Solucionar la Pérdida de Cabello:

Haga su Camino Con Jugos Hacia Un Cabello Más Saludable y Fuerte Usando Ingredientes Naturales

Por

Joe Correa CSN

CONTENIDOS

ACERCA DEL AUTOR

Luego de años de investigación, honestamente creo en los efectos positivos que una nutrición apropiada puede tener en el cuerpo y la mente. Mi conocimiento y experiencia me han ayudado a vivir más saludablemente a lo largo de los años y los cuales he compartido con familia y amigos. Cuanto más sepa acerca de comer y beber saludable, más pronto querrá cambiar su vida y sus hábitos alimenticios.

La nutrición es una parte clave en el proceso de estar saludable y vivir más, así que empiece ahora. El primer paso es el más importante y el más significativo.

INTRODUCCIÓN

40 Recetas de Jugos Para Solucionar la Pérdida de Cabello: Haga su Camino Con Jugos Hacia Un Cabello Más Saludable y Fuerte Usando Ingredientes Naturales

Por Joe Correa CSN

Tener un cabello bello y saludable es algo especial. Nuestro cabello, como todo el resto en nuestro cuerpo, es un organismo vivo que tiene su propio ciclo natural de crecimiento. Su ciclo tiene tres fases – anágena, catágena y telógena. Cada fase es importante. La mayoría de los pelos en su cuero cabelludo están en su fase anágena, o de crecimiento. Esta fase dura de 2 a 8 años, y depende de muchos factores. Las otras dos fases incluyen un periodo de transición y descanso. La mayoría de las personas pierden 50 a 100 mechones de pelo cada día. Esto es considerado normal, y no es para preocuparse.

Debe tener en mente que su pelo refleja su salud general. Es crucial rellenar su dieta con nutrientes que fortalezcan el crecimiento capilar y mejorar su salud desde adentro. Una de las primeras super comidas que debería consumir para prevenir la pérdida de cabello es, definitivamente, la espinaca. Por su contenido de nutrientes superior, esta es una de las mejores opciones de hoja verde cuando se trata de la caída de cabello. Algunos otros alimentos que lo ayudarán a tener un pelo sano son: semillas repletas de ácidos grasos con omega 3, guayaba, bok choy, batatas, manzanas, salmón, champiñones shiitake, y huevos.

Encontrar el tiempo para consumir estos alimentos durante el día puede ser difícil, y es por ello que puede ser muy útil recurrir a los jugos de frutas y verduras que son beneficiosas para su cabello. Solo lleva algunos minutos preparar la mayoría de los jugos, y los beneficios de salud son sorprendentes.

Teniendo esto en mente, he creado una colección de super jugos poderosos que están basados en ingredientes escogidos cuidadosamente para mejorar su salud completa y prevenir la pérdida de cabello. Estos jugos fortalecerán su sistema inmune y le darán un cabello brillante y bello.

40 RECETAS DE JUGOS PARA SOLUCIONAR LA PÉRDIDA DE CABELLO: HAGA SU CAMINO CON JUGOS HACIA UN CABELLO MÁS SALUDABLE Y FUERTE USANDO INGREDIENTES NATURALES

1.   Jugo de Espinaca y Zanahoria

Ingredientes:

1 taza de espinaca fresca, trozada

1 zanahoria grande, en trozos

1 taza de batatas, en cubos

1 banana grande, en rodajas

1 lima entera, sin piel

1 nudo de jengibre pequeño, sin piel

Preparación:

Lavar la espinaca bajo agua fría. Colar y romper con las manos. Dejar a un lado.

Lavar y pelar la zanahoria. Cortar en rodajas finas y dejar a un lado.

Pelar la batata y cortarla en cubos pequeños. Rellenar un vaso medidor y reservar el resto. Dejar a un lado.

Pelar la banana y trozarla. Dejar a un lado.

Pelar la lima y cortarla por la mitad. Dejar a un lado.

Pelar el nudo de jengibre y dejar a un lado.

Combinar la espinaca, zanahorias, batatas, banana, lima y jengibre en una licuadora, y pulsar. Transferir a un vaso y refrigerar 15 minutos antes de servir.

Información nutricional por porción: Kcal: 270, Proteínas: 10.5g, Carbohidratos: 77.1g, Grasas: 1.6g

2.   Jugo de Naranja y Apio

Ingredientes:

1 naranja pequeña, en gajos

2 tallo de apio mediano

1 manzana pequeña, sin centro

1 frutilla grande, en trozos

Preparación:

Pelar la naranja y dividirla en gajos. Dejar a un lado.

Lavar el apio y cortarlo en trozos pequeños. Dejar a un lado.

Lavar la manzana y cortarla por la mitad. Remover el centro y trozar. Dejar a un lado.

Lavar la frutilla y cortarla por la mitad. Dejar a un lado.

Combinar la naranja, apio, manzana y frutilla en una licuadora, y pulsar. Transferir a un vaso y añadir hielo picado.

Servir inmediatamente.

Información nutricional por porción: Kcal: 116, Proteínas: 2.2g, Carbohidratos: 34.6g, Grasas: 0.6g

3.   Jugo de Coliflor y Zanahoria

Ingredientes:

2 floretes de coliflor, en trozos

2 zanahorias pequeñas, en trozos

1 taza de moras

1 taza de pepino, en rodajas

1 taza de col rizada fresca, en trozos

Preparación:

Lavar la coliflor y trozar. Dejar a un lado.

Lavar y pelar las zanahorias. Cortar en rodajas finas y dejar a un lado.

Poner las moras en un colador y lavar. Colar y dejar a un lado.

Lavar el pepino y cortarlo en rodajas finas. Rellenar un vaso medidor y reservar el resto.

Lavar la col rizada y colar. Romper con las manos y dejar a un lado.

Combinar la coliflor, zanahoria, moras, pepino y col en una licuadora, y pulsar.

Transferir a un vaso y servir frío.

Información nutricional por porción: Kcal: 94, Proteínas: 6.4g, Carbohidratos: 32.5g, Grasas: 1.7g

4.   Jugo de Naranja y Limón

Ingredientes:

1 naranja grande, en gajos

2 limones enteros, sin piel

1 lima entera, sin piel

1 rodaja pequeña de jengibre sin piel

1 onza de agua

Preparación:

Pelar la naranja y dividirla en gajos. Cortar cada gajo por la mitad y dejar a un lado.

Pelar los limones y lima. Cortarlos por la mitad y dejar a un lado.

Pelar la rodaja de jengibre y dejar a un lado.

Combinar la naranja, limones, lima y jengibre en una licuadora, y pulsar. Añadir hielo y agua a la licuadora, y pulsar nuevamente.

Transferir a un vaso y decorar con rodajas de limón o lima antes de servir.

Información nutricional por porción: Kcal: 102, Proteínas: 3.3g, Carbohidratos: 36.5g, Grasas: 0.6g

5. Jugo de Palta y Brócoli

Ingredientes:

1 taza de palta, en cubos

1 taza de brócoli, en trozos

1 calabacín pequeño, en cubos

1 taza de semillas de granada

Preparación:

Pelar la palta y cortarla por la mitad. Remover el carozo y cortar en cubos pequeños. Rellenar un vaso medidor y reservar el resto. Dejar a un lado.

Lavar el brócoli y trozarlo. Dejar a un lado.

Lavar y pelar el calabacín. Cortar en cubos pequeños y dejar a un lado.

Cortar la parte superior de la granada y bajar hacia las membranas blancas. Remover las semillas a un vaso medidor y dejar a un lado.

Combinar la palta, brócoli, calabacín y semillas de granada en una licuadora, y pulsar.

Transferir a un vaso y añadir hielo antes de servir. Decorar con menta fresca.

Información nutricional por porción: Kcal: 294, Proteínas: 8.5g, Carbohidratos: 38.7g, Grasas: 23.7g

6.   Jugo de Mango y Menta

Ingredientes:

1 taza de mango, en cubos

1 taza de menta fresca, en trozos

1 banana grande, en rodajas

1 pomelo grande, en gajos

1 onza de agua de coco

Preparación:

Pelar el mango y cortarlo en cubos pequeños. Rellenar un vaso medidor y reservar el resto.

Lavar la menta y romper con las manos. Dejar a un lado.

Pelar la banana y cortarla en rodajas finas. Dejar a un lado.

Pelar el pomelo y dividirlo en gajos. Cortar cada gajo por la mitad y dejar a un lado.

Combinar el mango, menta, banana y pomelo en una licuadora, y pulsar. Transferir a un vaso y añadir el agua de coco. Agregar hielo y servir inmediatamente

Información nutricional por porción: Kcal: 293, Proteínas: 5.6g, Carbohidratos: 85.7g, Grasas: 1.6g

7.   Jugo de Cilantro y Espinaca

Ingredientes:

1 taza de cilantro fresco, en trozos

1 taza de espinaca fresca, trozada

1 taza de Lechuga romana, rallada

1 pepino entero, en rodajas

¼ cucharadita de sal

Preparación:

Combinar el cilantro, espinaca y lechuga en un colador grande. Lavar bajo agua fría y colar. Trozar y dejar a un lado.

Lavar el pepino y cortar en rodajas finas. Dejar a un lado.

Combinar el cilantro, espinaca, lechuga y pepino en una licuadora, y pulsar.

Transferir a un vaso y añadir la sal.

Servir inmediatamente.

Información nutricional por porción: Kcal: 85, Proteínas: 10.3g, Carbohidratos: 23.9g, Grasas: 1.8g

8.   Jugo de Zanahoria y Lima

Ingredientes:

2 zanahorias medianas, en rodajas

1 lima entera, sin piel

1 taza de pepino, en rodajas

1 naranja mediana, en gajos

1 cucharada de miel

Preparación:

Lavar y pelar las zanahorias. Cortar en rodajas finas y dejar a un lado.

Pelar la lima y cortarla por la mitad. Dejar a un lado.

Lavar el pepino y cortar en rodajas finas. Rellenar un vaso medidor y reservar el resto.

Pelar la naranja y dividir en gajos. Cortar los gajos por la mitad y dejar a un lado.

Combinar las zanahorias, lima, pepino y naranja en una licuadora, y pulsar. Transferir a un vaso y añadir la miel.

Agregar hielo antes de servir.

Información nutricional por porción: Kcal: 163, Proteínas: 2.9g, Carbohidratos: 32.6g, Grasas: 0.6g

9. Jugo de Remolacha y Pomelo

Ingredientes:

1 taza de remolachas, recortadas y en rodajas

1 pomelo grande, sin piel

1 taza de palta, en cubos

½ taza de uvas verdes

Preparación:

Lavar las remolachas y recortar las partes verdes. Cortar en rodajas finas y rellenar un vaso medidor. Reservar el resto en la nevera.

Pelar el pomelo y dividir en gajos. Cortar cada gajo por la mitad y dejar a un lado.

Pelar la palta y cortarla por la mitad. Remover el carozo y cortar en cubos. Rellenar un vaso medidor y reservar el resto.

Lavar las uvas y rellenar un vaso medidor. Dejar a un lado.

Combinar las remolachas, pomelo, palta y uvas en una licuadora. Añadir cubos de hielo y pulsar.

Transferir a un vaso y servir inmediatamente.

Información nutricional por porción: Kcal: 350, Proteínas: 7.3g, Carbohidratos: 56.1g, Grasas: 22.6g

10.   Jugo de Tomate y Perejil

Ingredientes:

5 tomates cherry, por la mitad

1 taza de perejil fresco, picado

1 taza de pepino, en rodajas

1 pimiento rojo grande, en trozos

1 limón grande, sin piel

1 cucharadita de romero fresco, picado

Preparación:

Lavar los tomates cherry y ponerlos en un tazón. Cortarlos por la mitad y reservar el jugo.

Lavar el perejil bajo agua fría y colar. Trozar y dejar a un lado.

Lavar el pepino y cortarlo en rodajas finas. Rellenar un vaso medidor y reservar el resto.

Lavar el pimiento y cortarlo por la mitad. Remover las semillas y trozar. Dejar a un lado.

Pelar el limón y cortarlo por la mitad. Dejar a un lado.

Combinar los tomates cherry, perejil, pepino, pimiento, limón y romero en una licuadora, y pulsar. Transferir a un vaso y refrigerar 10 minutos antes de servir.

Información nutricional por porción: Kcal: 79, Proteínas: 5.1g, Carbohidratos: 24.9g, Grasas: 1.3g

11.   Jugo de Mango y Banana

Ingredientes:

1 taza de mango, en trozos

1 banana mediana, en rodajas

1 manzana pequeña, sin centro

1 taza de menta fresca, en trozos

1 nudo de jengibre pequeño, sin piel

1 cucharada de miel líquida

Preparación:

Pelar el mango y cortarlo en trozos pequeños. Rellenar el vaso medidor y reservar el resto. Dejar a un lado.

Pelar la banana y cortar en rodajas finas. Dejar a un lado.

Lavar la manzana y cortarlo por la mitad. Remover el centro y trozar. Dejar a un lado.

Poner la menta en un colador grande. Lavar bajo agua fría y colar. Romper con las manos y dejar a un lado.

Pelar el nudo de jengibre y dejar a un lado.

Combinar le mango, banana, manzana, menta y jengibre en una licuadora, y pulsar. Transferir a un vaso y añadir la miel.

Agregar algunos cubos de hielo y servir inmediatamente.

Información nutricional por porción: Kcal: 325, Proteínas: 4.3g, Carbohidratos: 76.1g, Grasas: 1.6g

12.   Jugo de Brócoli y Repollo

Ingredientes:

1 taza de brócoli, en trozos

1 taza de repollo morado, en trozos

1 remolacha entera, en trozos

1 taza de Acelga, en trozos

1 taza de pepino, en rodajas

¼ cucharadita de cúrcuma, molida

Preparación:

Lavar el brócoli y recortar las capas externas. Trozar y dejar a un lado.

Combinar el repollo morado y la acelga en un colador grande. Lavar bajo agua fría y colar. Romper con las manos y dejar a un lado.

Lavar las remolachas y recortar las partes verdes. Trozar y dejar a un lado.

Lavar el pepino y cortar en rodajas finas. Rellenar un vaso medidor y reservar el resto. Dejar a un lado.

Combinar el brócoli, repollo morado, remolacha, acelga y pepino en una licuadora, y pulsar.

Transferir a un vaso y añadir la cúrcuma. Refrigerar 15 minutos antes de servir.

Información nutricional por porción: Kcal: 79, Proteínas: 6.2g, Carbohidratos: 23.7g, Grasas: 0.8g

13.   Jugo de Alcachofa y Naranja

Ingredientes:

1 alcachofa mediana, en trozos

1 naranja pequeña, sin piel

1 limón grande, sin piel

1 lima entera, sin piel

1 cucharada de miel líquida

1 onza de agua

Preparación:

Recortar las capas externas de la alcachofa. Trozar y dejar a un lado.

Pelar la naranja y dividirla en gajos. Cortar cada gajo por la mitad y dejar a un lado.

Pelar el limón y lima. Cortarlos por la mitad y dejar a un lado.

Combinar la alcachofa, naranja, limón y lima en una licuadora. Pulsar, transferir a un vaso, y añadir la miel y agua.

Refrigerar 10 minutos antes de servir.

Información nutricional por porción: Kcal: 149, Proteínas: 5.9g, Carbohidratos: 33.8g, Grasas: 0.5g

14.   Jugo de Melón Dulce

Ingredientes:

1 rodaja mediana de melón dulce mediano

1 zanahoria mediana, en rodajas

1 durazno mediano, en trozos

1 manzana verde pequeña, sin centro

Preparación:

Cortar el melón por la mitad. Remover las semillas y lavar el melón. Cortar un gajo y pelarlo. Trozar y dejar a un lado.

Lavar y pelar la zanahoria. Cortar en rodajas finas y dejar a un lado.

Lavar el durazno y cortarlo por la mitad. Remover el carozo y cortar. Dejar a un lado.

Lavar la manzana y cortarla por la mitad. Remover el centro y trozar. Dejar a un lado.

Combinar el melón, zanahoria, durazno y manzana en una licuadora, y pulsar. Transferir a un vaso y refrigerar 10 minutos antes de servir.

Información nutricional por porción: Kcal: 176, Proteínas: 3.2g, Carbohidratos: 51.1g, Grasas: 1g

15.   Jugo de Arándanos y Limón

Ingredientes:

1 taza de arándanos

1 limón grande, sin piel

1 banana grande, en rodajas

1 pera grande, en trozos

2 onza de agua de coco

Preparación:

Poner los arándanos en un colador y lavar bajo agua fría. Colar y dejar a un lado.

Pelar el limón y cortarlo por la mitad. Dejar a un lado.

Pelar la banana y cortar en rodajas finas. Dejar a un lado.

Lavar la pera y cortarla por la mitad. Remover el centro y trozar. Dejar a un lado.

Combinar los arándanos, limón, banana y pera en una licuadora, y pulsar. Transferir a un vaso y añadir el agua de coco. Agregar hielo y servir inmediatamente.

Información nutricional por porción: Kcal: 291, Proteínas: 4.1g, Carbohidratos: 92.3g, Grasas: 1.4g

16.   Jugo de Cereza y Cantalupo

Ingredientes:

1 taza de cerezas, sin carozo

1 gajo de cantalupo pequeño

1 limón grande, sin piel

1 taza de trozos de ananá

Preparación:

Lavar las cerezas y remover las hojas. Cortar por la mitad y rellenar un vaso medidor. Dejar a un lado.

Cortar el cantalupo por la mitad. Remover las semillas y cortar una rodaja grande. Envolver el resto en film y refrigerar.

Pelar el limón y cortarlo por la mitad. Dejar a un lado.

Cortar la parte superior del ananá. Remover la piel y cortarla en rodajas. Rellenar un vaso medidor y reservar el resto.

Combinar las cerezas, cantalupo, limón y ananá en una licuadora. Pulsar, transferir a un vaso y refrigerar por 10 minutos antes de servir.

Información nutricional por porción: Kcal: 176, Proteínas: 3.4g, Carbohidratos: 53.6g, Grasas: 0.7g

17.   Jugo de Pimiento y Verdes

Ingredientes:

1 pimiento rojo grande, en trozos

1 taza de verdes de ensalada, en trozos

1 taza de hinojo, en trozos

1 rábano grande, en trozos

1 limón grande, sin piel

1 nudo de jengibre pequeño, sin piel

1 onza de agua

Preparación:

Lavar el pimiento y cortarlo por la mitad. Remover las semillas y trozar. Dejar a un lado.

Lavar los verdes de ensalada y trozar. Dejar a un lado.

Recortar las capas externas del hinojo. Trozarlo y rellenar un vaso medidor. Reservar el resto.

Lavar el rábano y recortar las partes verdes. Pelar y trozar. Dejar a un lado.

Pelar el limón y cortarlo por la mitad. Dejar a un lado.

Pelar el nudo de jengibre y trozarlo. Dejar a un lado.

Combinar el pimiento, verdes de ensalada, hinojo, rábano, limón y jengibre en una licuadora. Pulsar.

Transferir a un vaso y añadir el agua. Refrigerar 10 minutos antes de servir.

Información nutricional por porción: Kcal: 76, Proteínas: 4.6g, Carbohidratos: 24.9g, Grasas: 1.1g

18. Jugo de Coliflor y Col Rizada

Ingredientes:

1 taza de coliflor, en trozos

1 taza de col rizada fresca, en trozos

1 lima entera, sin piel

1 taza de pepino, en rodajas

¼ cucharadita de sal

Preparación:

Recortar las capas externas de la coliflor. Trozar y lavar. Rellenar un vaso medidor y rociar con sal. Dejar a un lado.

Lavar la col rizada bajo agua fría y colar. Trozar y dejar a un lado.

Pelar la lima y cortarla por la mitad. Dejar a un lado.

Lavar el pepino y cortarlo en rodajas finas. Rellenar un vaso medidor y reservar el resto. Dejar a un lado.

Combinar la coliflor, col rizada, lima y pepino en una licuadora. Pulsar. Transferir a un vaso y refrigerar antes de servir.

Información nutricional por porción: Kcal: 87, Proteínas: 11.4g, Carbohidratos: 24.4g, Grasas: 1.8g

19.   Jugo de Palta y Zanahoria

Ingredientes:

1 taza de palta, en trozos

1 zanahoria grande, en rodajas

1 manzana roja pequeña, sin centro

½ taza de uvas verdes

1 kiwi entero, sin piel

¼ cucharadita de jengibre, molido

Preparación:

Pelar la palta y cortarla por la mitad. Remover el carozo y trozar. Rellenar un vaso medidor y reservar el resto.

Lavar y pelar la zanahoria. Cortar en rodajas finas y dejar a un lado.

Lavar la manzana y cortarla por la mitad. Remover el centro y trozar. Dejar a un lado.

Pelar el kiwi y cortarlo por la mitad. Dejar a un lado.

Combinar la palta, zanahorias, manzana, uvas y kiwi en una licuadora, y pulsar. Transferir a un vaso y añadir el jengibre.

Añadir hielo picado y servir inmediatamente.

Información nutricional por porción: Kcal: 355, Proteínas: 5.1g, Carbohidratos: 56.1g, Grasas: 22.9g

20.　　Jugo de Pomelo y Cereza

Ingredientes:

1 pomelo grande, sin piel

1 taza de cerezas, sin carozo

1 banana mediana, en rodajas

1 taza de menta fresca, en trozos

2 cucharada de agua de coco

Preparación:

Pelar el pomelo y dividirlo en gajos. Cortar cada gajo por la mitad y dejar a un lado.

Lavar las cerezas y remover las ramas. Cortar por la mitad y remover los carozos. Rellenar un vaso medidor y dejar a un lado.

Pelar la banana y cortarla en rodajas finas. Dejar a un lado.

Lavar la menta bajo agua fría y colar. Romper con las manos y dejar a un lado.

Combinar el pomelo, cerezas, banana y menta en una licuadora, y pulsar. Transferir a un vaso y añadir el agua de coco.

Agregar cubos de hielo y servir inmediatamente.

Información nutricional por porción: Kcal: 274, Proteínas: 5.8g, Carbohidratos: 81.5g, Grasas: 1.3g

21.   Jugo de Manzana y Kiwi

Ingredientes:

1 manzana pequeña, sin centro

1 kiwi entero, sin piel

 1 durazno pequeño, sin carozo

½ taza de espinaca fresca, trozada

Preparación:

Lavar la manzana y cortarla por la mitad. Remover el centro y trozar. Dejar a un lado.

Pelar el kiwi y cortarlo por la mitad. Dejar a un lado.

Lavar el durazno y cortarlo por la mitad. Remover el carozo y trozar. Dejar a un lado.

Lavar la espinaca bajo agua fría y colar. Romper con las manos y dejar a un lado.

Combinar la manzana, kiwi, durazno y espinaca en una licuadora, y pulsar. Transferir a un vaso y añadir hielo.

Servir inmediatamente.

Información nutricional por porción: Kcal: 165, Proteínas: 6.9g, Carbohidratos: 47.6g, Grasas: 1.5g

22.   Jugo de Chirivías y Remolacha

Ingredientes:

1 taza de chirivías, en rodajas

1 taza de remolachas, en rodajas

1 taza de batatas, en trozos

1 taza de verdes de mostaza, en trozos

1 taza de berro, en trozos

Preparación:

Lavar y pelar las chirivías. Remover las partes verdes y cortar en rodajas finas. Rellenar el vaso medidor y reservar el resto.

Lavar las remolachas y recortar las partes verdes. Pelar y cortar en rodajas finas. Rellenar un vaso medidor y dejar a un lado.

Pelar la papa y cortar en trozos pequeños. Rellenar el vaso medidor y reservar el resto.

Combinar los verdes de mostaza y berro en un colador. Lavar bajo agua fría y colar. Romper con las manos y dejar a un lado.

Combinar las chirivías, remolachas, batatas, verdes de mostaza y berro en una licuadora, y pulsar.

Transferir a un vaso y añadir sal.

Información nutricional por porción: Kcal: 226, Proteínas: 8.3g, Carbohidratos: 66.7g, Grasas: 0.9g

23.   Jugo de Sandía y Moras

Ingredientes:

1 taza de sandía, en cubos

1 taza de moras

1 naranja mediana, sin piel

1 cucharada de miel líquida

¼ cucharadita de canela, molida

Preparación:

Cortar la sandía por la mitad. Cortar un gajo grande y envolver el resto en film para refrigerar. Pelar la rodaja y cortar en cubos pequeños. Remover las semillas y rellenar un vaso medidor. Dejar a un lado.

Lavar las moras bajo agua fría y colar. Dejar a un lado.

Pelar la naranja y cortarla en gajos. Cortar cada gajo por la mitad y dejar a un lado.

Combinar la sandía, moras y naranja en una licuadora, y pulsar. Transferir a un vaso y añadir la miel y canela.

Refrigerar 10 minutos antes de servir.

Información nutricional por porción: Kcal: 186, Proteínas: 4.2g, Carbohidratos: 40.7g, Grasas: 1.1g

24.   Jugo de Arándanos y Frambuesas

Ingredientes:

1 taza de arándanos agrios

1 taza de frambuesas

1 taza de menta fresca, en trozos

1 limón grande, sin piel

1 manzana pequeña, sin centro

Preparación:

Combinar los arándanos agrios y frambuesas en un colador. Lavar bajo agua fría y colar. Dejar a un lado.

Lavar la menta y romper con las manos. Dejar a un lado.

Pelar el limón y cortarlo por la mitad. Dejar a un lado.

Lavar la manzana y cortarla por la mitad. Remover el centro y trozar.

Combinar los arándanos agrios, frambuesas, menta, limón y manzana en una licuadora, y pulsar. Transferir a un vaso y añadir hielo antes de servir.

Información nutricional por porción: Kcal: 143, Proteínas: 3.8g, Carbohidratos: 53.5g, Grasas: 1.5g

25.   Jugo de Frutilla y Banana

Ingredientes:

1 taza de frutillas, en trozos

1 banana mediana, en rodajas

1 pomelo grande, en gajos

1 manzana Granny Smith pequeña, sin centro

1 cucharada de agua de coco

Preparación:

Lavar las frutillas y remover las ramas. Trozar y rellenar un vaso medidor. Reservar el resto.

Pelar la banana y cortarla en rodajas finas. Dejar a un lado.

Cortar el pomelo y dividirlo en gajos. Cortar cada gajo por la mitad y dejar a un lado.

Lavar la manzana y cortarla por la mitad. Remover el centro y trozar. Dejar a un lado.

Combinar las frutillas, banana, pomelo y manzana en una licuadora, y pulsar. Transferir a un vaso y añadir el agua de coco.

Agregar algunos cubos de hielo y servir inmediatamente.

Información nutricional por porción: Kcal: 268, Proteínas: 4.4g, Carbohidratos: 79.6g, Grasas: 1.2g

26.   Jugo de Guayaba y Mango

Ingredientes:

1 guayaba entera, sin piel

1 naranja mediana, sin piel

1 zanahoria grande, en rodajas

1 limón grande, sin piel

1 cucharada de miel líquida

Preparación:

Pelar la guayaba. Cortar en trozos pequeños y dejar a un lado.

Pelar la naranja y cortarla en gajos. Cortar cada gajo por la mitad y dejar a un lado.

Lavar y pelar la zanahoria. Cortar en rodajas finas y dejar a un lado.

Pelar el limón y cortarlo por la mitad. Dejar a un lado.

Combinar la guayaba, naranja, zanahoria y limón en una licuadora, y pulsar. Transferir a un vaso y añadir la miel. Agregar hielo y servir inmediatamente.

Información nutricional por porción: Kcal: 168, Proteínas: 3.9g, Carbohidratos: 35.6g, Grasas: 1.1g

27.   Jugo de Ananá y Cereza

Ingredientes:

1 taza de ananá, en trozos

1 taza de cerezas, sin carozo

1 zanahoria mediana, en rodajas

¼ cucharadita de jengibre, molido

1 cucharada de agua de coco

Preparación:

Cortar la parte superior del ananá. Pelar y cortar en rodajas finas. Rellenar un vaso medidor y reservar el resto.

Lavar las cerezas y cortarlas por la mitad. Remover los carozos y rellenar un vaso medidor. Reservar el resto en la nevera.

Lavar y pelar la zanahoria. Cortar en rodajas finas y dejar a un lado.

Combinar el ananá, cerezas y zanahoria en una licuadora, y pulsar. Transferir a un vaso y añadir el jengibre y agua de coco. Decorar con menta fresca y servir inmediatamente.

Información nutricional por porción: Kcal: 175, Proteínas: 3.1g, Carbohidratos: 52.1g, Grasas: 0.6g

28.   Jugo de Calabacín y Espárragos

Ingredientes:

1 calabacín pequeño, en trozos

2 varas de espárragos medianas

1 taza de apio, en trozos

1 taza de albahaca fresca, en trozos

1 lima entera, sin piel

Preparación:

Lavar el calabacín y trozarlo. Dejar a un lado

Lavar los espárragos y recortar las puntas. Trozar y dejar a un lado.

Lavar el apio y remover las partes blancas. Trozar el resto. Dejar a un lado.

Lavar la albahaca bajo agua fría. Colar y romper con las manos. Dejar a un lado.

Pelar la lima y cortarla por la mitad. Dejar a un lado.

Combinar el calabacín, espárragos, apio, albahaca y lima en una licuadora, y pulsar. Transferir a un vaso y añadir hielo antes de servir.

Información nutricional por porción: Kcal: 43, Proteínas: 3.7g, Carbohidratos: 12.3g, Grasas: 0.7g

29.   Jugo de Mango y Pera

Ingredientes:

1 taza de mango, en trozos

1 pera mediana, en trozos

1 taza de semillas de granada

1 taza de Lechuga romana, rallada

1 cucharada de miel líquida

Preparación:

Pelar el mango y trozarlo. Rellenar un vaso medidor y reservar el resto en la nevera. Dejar a un lado.

Lavar la pera y trozarla. Dejar a un lado.

Cortar la parte superior de la granada y bajar hacia las membranas blancas. Remover las semillas a un vaso medidor y dejar a un lado.

Lavar la lechuga bajo agua fría y rallarla. Rellenar un vaso medidor y reservar el resto.

Combinar el mango, pera, granada y lechuga en una licuadora, y pulsar. Transferir a un vaso y añadir la miel. Agregar hielo y servir inmediatamente.

Información nutricional por porción: Kcal: 230, Proteínas: 4.1g, Carbohidratos: 69.6g, Grasas: 2.1g

30.   Jugo de Kiwi y Ciruela

Ingredientes:

2 ciruelas grandes, sin carozo

1 kiwi entero, sin piel

1 taza de cantalupo, en trozos

1 taza de lechuga morada, rallada

1 cucharada de miel líquida

Preparación:

Lavar las ciruelas y cortarlas por la mitad. Remover el carozo y trozar. Dejar a un lado.

Pelar el kiwi y cortarlo por la mitad. Dejar a un lado.

Cortar el cantalupo por la mitad. Remover las semillas y pulpa. Cortar 2 gajos y pelarlos. Trozar y dejar a un lado. Reservar el resto en la nevera.

Lavar la lechuga y rallarla. Rellenar un vaso medidor y reservar el resto.

Combinar las ciruelas, kiwi, cantalupo y lechuga en una licuadora, y pulsar. Transferir a un vaso y añadir la miel.

Agregar hielo y servir inmediatamente.

Información nutricional por porción: Kcal: 136, Proteínas: 3.4g, Carbohidratos: 38.6g, Grasas: 1.1g

31.   Jugo de Albahaca y Tomate

Ingredientes:

1 taza de albahaca fresca, en trozos

5 tomates cherry, por la mitad

1 taza de perejil fresco, en trozos

1 taza de espinaca fresca, en trozos

1 taza de verdes de mostaza, en trozos

¼ cucharadita de sal

Preparación:

Combinar la albahaca, perejil y verdes de mostaza en un colador. Lavar y colar. Romper con las manos y dejar a un lado.

Lavar la espinaca y trozar. Rellenar un vaso medidor y reservar el resto. Dejar a un lado.

Lavar los tomates cherry y remover las ramas. Poner en un tazón pequeño y cortar por la mitad. Reservar el jugo. Dejar a un lado.

Combinar la albahaca, perejil, verdes de mostaza, espinaca y tomates en una licuadora, y pulsar. Transferir a un vaso y añadir el jugo de tomate y sal.

Servir frío.

Información nutricional por porción: Kcal: 64, Proteínas: 10.9g, Carbohidratos: 17.9g, Grasas: 1.8g

32.   Orange Cantalupo Juice

Ingredientes:

1 naranja grande, sin piel

1 rodaja mediana de cantalupo

1 nudo de jengibre pequeño, sin piel

1 taza de pepino, en rodajas

1 cucharada de agua de coco

Preparación:

Pelar la naranja y cortarla en gajos. Cortar cada gajo por la mitad y dejar a un lado.

Cortar el cantalupo por la mitad. Remover las semillas y cortar un gajo. Pelarlo y trozar. Dejar a un lado.

Pelar el nudo de jengibre y trozarlo. Dejar a un lado.

Pelar el pepino y cortarlo en rodajas finas. Rellenar un vaso medidor y reservar el resto. Dejar a un lado.

Combinar la naranja, cantalupo, jengibre y pepino en una licuadora, y pulsar. Transferir a un vaso y añadir el agua de coco.

Refrigerar 10 minutos antes de servir.

Información nutricional por porción: Kcal: 103, Proteínas: 2.7g, Carbohidratos: 30.2g, Grasas: 0.5g

33.   Jugo de Granada y Sandía

Ingredientes:

1 taza de semillas de granada

1 taza de sandía, en cubos

1 remolacha entera, en rodajas

1 taza de berro, en trozos

Preparación:

Cortar la parte superior de la granada y bajar hacia las membranas blancas. Remover las semillas a un vaso medidor y dejar a un lado.

Cortar la sandía por la mitad. Cortar un gajo grande, pelarlo y remover las semillas. Cortar en cubos pequeños y rellenar un vaso medidor. Dejar a un lado.

Lavar y pelar la remolacha. Remover las partes verdes y trozar. Dejar a un lado.

Lavar el berro bajo agua fría y colar. Romper con las manos y dejar a un lado.

Combinar la granada, sandía, remolacha y berro en una licuadora, y pulsar.

Transferir a un vaso y servir inmediatamente.

Información nutricional por porción: Kcal: 131, Proteínas: 4.5g, Carbohidratos: 36.1g, Grasas: 1.4g

34.　Jugo de Pimiento y Col Rizada

Ingredientes:

2 pimientos medianos, en trozos

1 taza de col rizada fresca, en trozos

1 rábano grande, recortado

1 taza de palta, en cubos

1 taza de pepino, en rodajas

Preparación:

Lavar los pimientos y cortarlos por la mitad. Remover las semillas y trozar. Dejar a un lado.

Lavar la col rizada bajo agua fría y colar. Trozar y dejar a un lado.

Pelar el rábano. Recortar las partes verdes y trozar. Dejar a un lado.

Pelar la palta y cortarla por la mitad. Remover el carozo y cortar en cubos pequeños. Rellenar un vaso medidor y reservar el resto.

Pelar el pepino y cortarlo en rodajas finas. Rellenar un vaso medidor y reservar el resto. Dejar a un lado.

Combinar los pimientos, col rizada, rábano, palta y pepino en una licuadora, y pulsar. Transferir a un vaso y servir inmediatamente.

Información nutricional por porción: Kcal: 131, Proteínas: 4.5g, Carbohidratos: 36.1g, Grasas: 1.4g

35. Jugo de Damasco y Cereza

Ingredientes:

1 taza de damascos, sin carozo

1 taza de cerezas, sin carozo

1 rodaja pequeña de jengibre sin piel

1 onza de agua de coco

Preparación:

Lavar los damascos y cortarlos por la mitad. Remover los carozos y trozar. Rellenar un vaso medidor y dejar a un lado.

Lavar las cerezas y remover las ramas. Cortar por la mitad y remover los carozos. Rellenar un vaso medidor y dejar a un lado.

Pelar la rodaja de jengibre y dejar a un lado.

Combinar los damascos, cerezas y jengibre en una licuadora, y pulsar. Transferir a un vaso y añadir el agua de coco.

Refrigerar 10 minutos antes de servir.

Información nutricional por porción: Kcal: 149, Proteínas: 3.8g, Carbohidratos: 40.8g, Grasas: 0.9g

36.   Jugo de Ciruela y Repollo

Ingredientes:

4 ciruelas grandes, en trozos

1 taza de repollo morado, rallado

1 taza de arándanos

1 lima entera, sin piel

Preparación:

Lavar las ciruelas y cortarlas por la mitad. Remover los carozos y trozar. Dejar a un lado.

Lavar el repollo y rallarlo. Rellenar un vaso medidor y dejar a un lado. Reservar el resto.

Lavar los arándanos y colar. Dejar a un lado.

Pelar la lima y cortarla por la mitad. Dejar a un lado.

Combinar las ciruelas, repollo, arándanos y lima en una licuadora, y pulsar. Transferir a un vaso y añadir hielo antes de servir.

Información nutricional por porción: Kcal: 204, Proteínas: 4.4g, Carbohidratos: 61.8g, Grasas: 1.4g

37.   Jugo de Papaya y Naranja

Ingredientes:

1 taza de papaya, sin piel

1 naranja grande, en gajos

1 lima entera, sin piel

1 taza de menta fresca, en trozos

2 onza de agua de coco

1 cucharada de miel líquida

Preparación:

Pelar la papaya y cortarla por la mitad. Remover las semillas y trozar. Dejar a un lado.

Pelar la naranja y cortarla en gajos. Cortar cada gajo por la mitad y dejar a un lado.

Pelar la lima y cortarla por la mitad. Dejar a un lado.

Lavar la menta bajo agua fría y colar. Romper con las manos y dejar a un lado.

Combinar la papaya, naranja, lima y menta en una licuadora, y pulsar. Transferir a un vaso y añadir el agua de coco.

Agregar hielo y servir inmediatamente.

Información nutricional por porción: Kcal: 200, Proteínas: 3.6g, Carbohidratos: 44.7g, Grasas: 0.9g

38.   Jugo de Cilantro y Puerro

Ingredientes:

1 taza de cilantro fresco, en trozos

2 puerros enteros, en trozos

1 taza de verdes de nabo, en trozos

1 taza de batatas, en cubos

1 taza de pepino, en rodajas

1 lima entera, sin piel

1 taza de espinaca, en trozos

Preparación:

En un colador grande, combinar el cilantro, verdes de nabo y espinaca. Lavar bajo agua fría y colar. Trozar y dejar a un lado.

Lavar los puerros y trozarlos. Dejar a un lado.

Pelar la batata y cortarla en cubos pequeños. Rellenar un vaso medidor y reservar el resto. Dejar a un lado.

Pelar el pepino y cortarlo en rodajas finas. Rellenar un vaso medidor y reservar el resto. Dejar a un lado.

Pelar la lima y cortarla por la mitad. Dejar a un lado.

Combinar el cilantro, verdes de nabo, espinaca, puerros, batata y pepino en una licuadora. Pulsar.

Transferir a un vaso y servir inmediatamente.

Información nutricional por porción: Kcal: 264, Proteínas: 2.2g, Carbohidratos: 72.8g, Grasas: 13.9g

39.   Jugo de Brócoli y Calabacín

Ingredientes:

1 taza de brócoli, en trozos

1 calabacín pequeño, en trozos

1 taza de frijoles verdes

1 taza de Brotes de Bruselas

1 taza de pepino, en rodajas

1 rodaja pequeña de jengibre sin piel

Preparación:

Lavar el brócoli y remover las capas externas. Trozar y dejar a un lado.

Pelar el calabacín y trozar. Dejar a un lado.

Lavar los brotes de Bruselas y recortar las hojas externas. Cortar por la mitad y dejar a un lado.

Pelar el pepino y cortarlo en rodajas finas. Rellenar un vaso medidor y reservar el resto. Dejar a un lado.

Combinar el brócoli, calabacín, brotes de Bruselas y pepino en una licuadora, y pulsar. Transferir a un vaso y servir inmediatamente.

Información nutricional por porción: Kcal: 160, Proteínas: 15.3g, Carbohidratos: 41.5g, Grasas: 1.6g

40.   Jugo de Palta y Ciruela

Ingredientes:

1 taza de palta, en cubos

2 ciruelas grandes, en trozos

1 manzana mediana, sin centro

1 limón grande, sin piel

¼ cucharadita de canela, molida

1 cucharada de agua de coco

Preparación:

Pelar la palta y cortarla por la mitad. Remover el carozo y cortar en cubos pequeños. Rellenar un vaso medidor y reservar el resto.

Lavar las ciruelas y cortarlas por la mitad. Remover los carozos y trozar. Dejar a un lado.

Lavar la manzana y cortarla por la mitad. Remover el centro y trozar. Dejar a un lado.

Pelar el limón y cortarlo por la mitad. Dejar a un lado.

Combinar la palta, ciruelas, manzana y limón en una licuadora, y pulsar. Transferir a un vaso y añadir la canela y agua de coco. Refrigerar 15 minutos antes de servir.

Información nutricional por porción: Kcal: 341, Proteínas: 5.3g, Carbohidratos: 56.1g, Grasas: 22.8g

OTROS TITULOS DE ESTE AUTOR

70 Recetas De Comidas Efectivas Para Prevenir Y Resolver Sus Problemas De Sobrepeso: Queme Calorías Rápido Usando Dietas Apropiadas y Nutrición Inteligente

Por

Joe Correa CSN

48 Recetas De Comidas Para Eliminar El Acné: ¡El Camino Rápido y Natural Para Reparar Sus Problemas de Acné En 10 Días O Menos!

Por

Joe Correa CSN

41 Recetas De Comidas Para Prevenir el Alzheimer: ¡Reduzca El Riesgo de Contraer La Enfermedad de Alzheimer De Forma Natural!

Por

Joe Correa CSN

70 Recetas De Comidas Efectivas Para El Cáncer De Mama: Prevenga Y Combata El Cáncer De Mama Con una Nutrición Inteligente y Alimentos Poderosos

Por

Joe Correa CSN

www.ingramcontent.com/pod-product-compliance
Lightning Source LLC
Chambersburg PA
CBHW030300030426
42336CB00009B/467